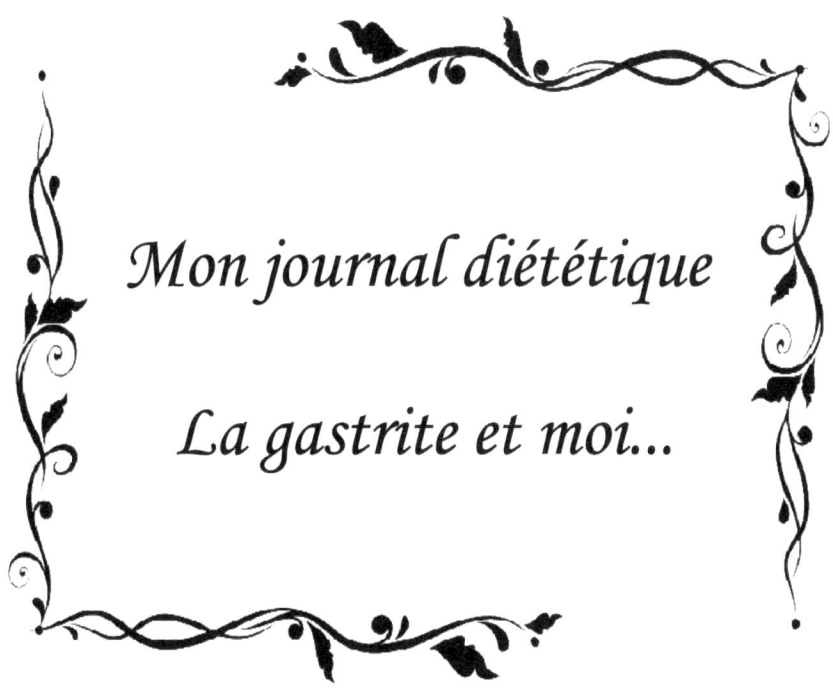

Mon journal diététique

La gastrite et moi...

Ce journal diététique appartient à

....

Si vous l'avez trouvé, merci de l'en informer :

☎ : ....

✉ : ....

Edition : BoD - Books on Demand
12/14 rond-point des Champs Elysées, 75008 Paris
Imprimé par Books on Demand GmbH, Norderstedt, Allemagne
ISBN : 9782322198474
Dépôt légal : février 2021

Je souffre de la gastrite chronique depuis...

....

Mon médecin traitant est le docteur..

....

Je suis également suivi(e) par un médecin gastro-
entérologue, le docteur...

Mon/ma diététicien(ne) est..

Mon traitement médical est le suivant :.......................................

....

....

Je souffre également de...

....

....

Dates de mes prochains rendez-vous avec mon médecin traitant :

1- Le..à.................h.................

2- Le..à.................h.................

3- Le..à.................h.................

Dates de mes prochains rendez-vous avec mon médecin gastro-entérologue :

1- Le..à.................h.................

2- Le..à.................h.................

3- Le..à.................h.................

Dates de mes prochains rendez-vous avec mon/ma diététicien/ne :

1- Le..à.................h.................

2- Le..à.................h.................

3- Le..à.................h.................

4- Le..à.................h.................

Date du jour :

Mon petit-déjeuner

....
....

Mon déjeuner

....
....
....
....

Mon goûter

....
....

Mon dîner

....
....
....
....

Mes observations :...
....
....
....
....
....
....
....
....
....

Question(s) à soumettre à mon/ma diététicien/ne

1...
2...
3...

Mon poids de ce jour :...*Kg.*

Variation de mon poids :...*Kg.*

Nulles   *Très fortes*

0   1   2   3   4   5   6   7   8   9   10

Evaluation de mes douleurs de ce jour dues à ma gastrite

Date du jour :

....

❧ *Mon petit-déjeuner* ☙

....

....

❧ *Mon déjeuner* ☙

....

....

....

....

❧ *Mon goûter* ☙

....

....

❧ *Mon dîner* ☙

....

....

....

....

Mes observations :..
....
....
....
....
....
....
....
....

Question(s) à soumettre à mon/ma diététicien/ne

1..
2..
3..

Mon poids de ce jour :...*Kg.*

Variation de mon poids :...*Kg.*

Nulles   Très fortes

| 0 | 1 | 2 | 3 | 4 | 5 | 6 | 7 | 8 | 9 | 10 |

Evaluation de mes douleurs de ce jour dues à ma gastrite

Date du jour :

....

❧ **Mon petit-déjeuner** ☙

....
....

❧ **Mon déjeuner** ☙

....
....
....
....

❧ **Mon goûter** ☙

....
....

❧ **Mon dîner** ☙

....
....
....
....

Mes observations : ....
....
....
....
....
....
....
....
....

Question(s) à soumettre à mon/ma diététicien/ne

1..

2..

3..

Mon poids de ce jour : ....*Kg.*

Variation de mon poids : ....*Kg.*

Nulles   Très fortes

0   1   2   3   4   5   6   7   8   9   10

Evaluation de mes douleurs de ce jour dues à ma gastrite

Date du jour :

&⸫& *Mon petit-déjeuner* &⸫&

....

....

&⸫& *Mon déjeuner* &⸫&

....

....

....

....

&⸫& *Mon goûter* &⸫&

....

....

&⸫& *Mon dîner* &⸫&

....

....

....

....

Mes observations :...

....

....

....

....

....

....

....

....

....

Question(s) à soumettre à mon/ma diététicien/ne

1...

2...

3...

Mon poids de ce jour :...*Kg.*

Variation de mon poids :...*Kg.*

Nulles   *Très fortes*

0 1 2 3 4 5 6 7 8 9 10

Evaluation de mes douleurs de ce jour dues à ma gastrite

14

Date du jour : ....

⸎ ❧

❧ *Mon petit-déjeuner* ☙

....

....

❧ *Mon déjeuner* ☙

....

....

....

....

❧ *Mon goûter* ☙

....

....

❧ *Mon dîner* ☙

....

....

....

....

Mes observations :...

....

....

....

....

....

....

....

Question(s) à soumettre à mon/ma diététicien/ne

1...

2...

3...

Mon poids de ce jour :...*Kg.*

Variation de mon poids :..*Kg.*

Nulles   *Très fortes*

| 0 | 1 | 2 | 3 | 4 | 5 | 6 | 7 | 8 | 9 | 10 |

Evaluation de mes douleurs de ce jour dues à ma gastrite

Date du jour :

❧

❧ Mon petit-déjeuner ☙

....

....

❧ Mon déjeuner ☙

....

....

....

....

❧ Mon goûter ☙

....

....

❧ Mon dîner ☙

....

....

....

....

Mes observations :..
....
....
....
....
....
....
....
....

Question(s) à soumettre à mon/ma diététicien/ne

1...

2...

3...

Mon poids de ce jour :..*Kg.*

Variation de mon poids :..*Kg.*

Nulles   Très fortes

| 0 | 1 | 2 | 3 | 4 | 5 | 6 | 7 | 8 | 9 | 10 |

Evaluation de mes douleurs de ce jour dues à ma gastrite

Date du jour :...

∽✦❀✦∾

❧ Mon petit-déjeuner ☙

....

....

❧ Mon déjeuner ☙

....

....

....

....

❧ Mon goûter ☙

....

....

❧ Mon dîner ☙

....

....

....

....

Mes observations :...

....

....

....

....

....

....

....

....

Question(s) à soumettre à mon/ma diététicien/ne

1..

2..

3..

Mon poids de ce jour :.. *Kg.*

Variation de mon poids :...*Kg.*

Nulles   Très fortes

| 0 | 1 | 2 | 3 | 4 | 5 | 6 | 7 | 8 | 9 | 10 |

Evaluation de mes douleurs de ce jour dues à ma gastrite

Date du jour :

❧

ဆ Mon petit-déjeuner ☙

....
....

ဆ Mon déjeuner ☙

....
....
....
....

ဆ Mon goûter ☙

....
....

ဆ Mon dîner ☙

....
....
....
....

Mes observations :...
....
....
....
....
....
....
....
....

Question(s) à soumettre à mon/ma diététicien/ne

1...
2...
3...

Mon poids de ce jour :..*Kg.*

Variation de mon poids :...*Kg.*

Nulles   *Très fortes*

| 0 | 1 | 2 | 3 | 4 | 5 | 6 | 7 | 8 | 9 | 10 |

Evaluation de mes douleurs de ce jour dues à ma gastrite

Date du jour :

··

❦❦❦❦❦❦❦❦

❧ Mon petit-déjeuner ☙

··

··

❧ Mon déjeuner ☙

··

··

··

··

❧ Mon goûter ☙

··

··

❧ Mon dîner ☙

··

··

··

··

Mes observations : ....
....
....
....
....
....
....
....
....

Question(s) à soumettre à mon/ma diététicien/ne

1. ....
2. ....
3. ....

Mon poids de ce jour : ....*Kg.*

Variation de mon poids : ....*Kg.*

Nulles   Très fortes

| 0 | 1 | 2 | 3 | 4 | 5 | 6 | 7 | 8 | 9 | 10 |

Evaluation de mes douleurs de ce jour dues à ma gastrite

Date du jour :

⸙⸙⸙⸙⸙

ೞ Mon petit-déjeuner ೞ

....

....

ೞ Mon déjeuner ೞ

....

....

....

....

ೞ Mon goûter ೞ

....

....

ೞ Mon dîner ೞ

....

....

....

....

Mes observations :..

....

....

....

....

....

....

....

....

Question(s) à soumettre à mon/ma diététicien/ne

1..

2..

3..

Mon poids de ce jour :...*Kg.*

Variation de mon poids :..*Kg.*

Nulles   *Très fortes*

0 1 2 3 4 5 6 7 8 9 10

Evaluation de mes douleurs de ce jour dues à ma gastrite

Date du jour :

⸎⸎⸎⸎⸎

ଊ Mon petit-déjeuner ଓ

....

....

ଊ Mon déjeuner ଓ

....

....

....

ଊ Mon goûter ଓ

....

....

ଊ Mon dîner ଓ

....

....

....

....

Mes observations :...
....
....
....
....
....
....
....
....

Question(s) à soumettre à mon/ma diététicien/ne

1...
2...
3...

Mon poids de ce jour :...*Kg.*

Variation de mon poids :...*Kg.*

Nulles   *Très fortes*

| 0 | 1 | 2 | 3 | 4 | 5 | 6 | 7 | 8 | 9 | 10 |

Evaluation de mes douleurs de ce jour dues à ma gastrite

Date du jour : ....

❧

✿ Mon petit-déjeuner ✿

....
....

✿ Mon déjeuner ✿

....
....
....
....

✿ Mon goûter ✿

....
....

✿ Mon dîner ✿

....
....
....
....

Mes observations :..

....

....

....

....

....

....

....

....

Question(s) à soumettre à mon/ma diététicien/ne

1...

2...

3...

Mon poids de ce jour :...*Kg.*

Variation de mon poids :...*Kg.*

Nulles								Très fortes
0 1 2 3 4 5 6 7 8 9 10

Evaluation de mes douleurs de ce jour dues à ma gastrite

Date du jour :

....

❧

❧ Mon petit-déjeuner ❧

....

....

❧ Mon déjeuner ❧

....

....

....

....

❧ Mon goûter ❧

....

....

❧ Mon dîner ❧

....

....

....

....

Mes observations :..
....
....
....
....
....
....
....

Question(s) à soumettre à mon/ma diététicien/ne

1..
2..
3..

Mon poids de ce jour :...*Kg.*

Variation de mon poids :...*Kg.*

Nulles   *Très fortes*

| 0 | 1 | 2 | 3 | 4 | 5 | 6 | 7 | 8 | 9 | 10 |

Evaluation de mes douleurs de ce jour dues à ma gastrite

Date du jour :

··

❧ *Mon petit-déjeuner* ☙

··

··

❧ *Mon déjeuner* ☙

··

··

··

··

❧ *Mon goûter* ☙

··

··

❧ *Mon dîner* ☙

··

··

··

··

Mes observations :...
....
....
....
....
....
....
....
....

Question(s) à soumettre à mon/ma diététicien/ne

1...
2...
3...

Mon poids de ce jour :..*Kg.*

Variation de mon poids :..*Kg.*

Nulles   *Très fortes*

0 1 2 3 4 5 6 7 8 9 10

Evaluation de mes douleurs de ce jour dues à ma gastrite

Date du jour : ....

❧❧❧

❧ Mon petit-déjeuner ❧

....
....

❧ Mon déjeuner ❧

....
....
....
....

❧ Mon goûter ❧

....
....

❧ Mon dîner ❧

....
....
....
....

Mes observations :...
....
....
....
....
....
....
....

Question(s) à soumettre à mon/ma diététicien/ne

1..
2..
3..

Mon poids de ce jour :...*Kg.*

Variation de mon poids :..*Kg.*

Nulles   Très fortes

| 0 | 1 | 2 | 3 | 4 | 5 | 6 | 7 | 8 | 9 | 10 |

Evaluation de mes douleurs de ce jour dues à ma gastrite

Date du jour : ....

❦❧

❧ Mon petit-déjeuner ❦

....
....

❧ Mon déjeuner ❦

....
....
....
....

❧ Mon goûter ❦

....
....

❧ Mon dîner ❦

....
....
....
....

Mes observations :...
....
....
....
....
....
....
....
....
....

Question(s) à soumettre à mon/ma diététicien/ne

1...
2...
3...

Mon poids de ce jour :...*Kg.*

Variation de mon poids :.......................................*Kg.*

Nulles   Très fortes

| 0 | 1 | 2 | 3 | 4 | 5 | 6 | 7 | 8 | 9 | 10 |

Evaluation de mes douleurs de ce jour dues à ma gastrite

Date du jour :

❧ Mon petit-déjeuner ☙

....
....

❧ Mon déjeuner ☙

....
....
....
....

❧ Mon goûter ☙

....
....

❧ Mon dîner ☙

....
....
....
....

Mes observations :...
....
....
....
....
....
....
....
....

Question(s) à soumettre à mon/ma diététicien/ne

1..

2..

3..

Mon poids de ce jour :.. *Kg.*

Variation de mon poids :...................................... *Kg.*

Nulles   *Très fortes*

| 0 | 1 | 2 | 3 | 4 | 5 | 6 | 7 | 8 | 9 | 10 |

Evaluation de mes douleurs de ce jour dues à ma gastrite

Date du jour :..

✧❦✧❦✧❦✧❦✧

✨ Mon petit-déjeuner ✨

....
....

✨ Mon déjeuner ✨

....
....
....
....

✨ Mon goûter ✨

....
....

✨ Mon dîner ✨

....
....
....
....

Mes observations :...
....
....
....
....
....
....
....
....

Question(s) à soumettre à mon/ma diététicien/ne

1...
2...
3...

Mon poids de ce jour :...*Kg.*

Variation de mon poids :...*Kg.*

Nulles   *Très fortes*

0   1   2   3   4   5   6   7   8   9   10

Evaluation de mes douleurs de ce jour dues à ma gastrite

Date du jour :..

❧

ೞ Mon petit-déjeuner ೞ

....

....

ೞ Mon déjeuner ೞ

....

....

....

....

ೞ Mon goûter ೞ

....

....

ೞ Mon dîner ೞ

....

....

....

....

Mes observations :..

....

....

....

....

....

....

....

....

Question(s) à soumettre à mon/ma diététicien/ne

1..

2..

3..

Mon poids de ce jour :..*Kg.*

Variation de mon poids :...*Kg.*

Nulles　　　　　　　　　　　　　　　　Très fortes

| 0 | 1 | 2 | 3 | 4 | 5 | 6 | 7 | 8 | 9 | 10 |

Evaluation de mes douleurs de ce jour dues à ma gastrite

Date du jour :

⸎⸎⸎⸎⸎

ᙣ *Mon petit-déjeuner* ᙚ

....

....

ᙣ *Mon déjeuner* ᙚ

....

....

....

....

ᙣ *Mon goûter* ᙚ

....

....

ᙣ *Mon dîner* ᙚ

....

....

....

....

Mes observations :..

....

....

....

....

....

....

....

Question(s) à soumettre à mon/ma diététicien/ne

1...

2...

3...

Mon poids de ce jour :...*Kg.*

Variation de mon poids :..*Kg.*

Nulles   Très fortes

| 0 | 1 | 2 | 3 | 4 | 5 | 6 | 7 | 8 | 9 | 10 |

Evaluation de mes douleurs de ce jour dues à ma gastrite

Date du jour :

❧

❧ Mon petit-déjeuner ☙

....
....

❧ Mon déjeuner ☙

....
....
....
....

❧ Mon goûter ☙

....
....

❧ Mon dîner ☙

....
....
....
....

Mes observations :..
....
....
....
....
....
....
....
....
....

Question(s) à soumettre à mon/ma diététicien/ne

1...
2...
3...

Mon poids de ce jour :...*Kg.*

Variation de mon poids :.......................................*Kg.*

Nulles   Très fortes

0 1 2 3 4 5 6 7 8 9 10

Evaluation de mes douleurs de ce jour dues à ma gastrite

Date du jour :

❧ **Mon petit-déjeuner** ☙

....
....

❧ **Mon déjeuner** ☙

....
....
....
....

❧ **Mon goûter** ☙

....
....

❧ **Mon dîner** ☙

....
....
....

Mes observations :...
....
....
....
....
....
....
....
....
....

Question(s) à soumettre à mon/ma diététicien/ne

1...
2...
3...

Mon poids de ce jour :...*Kg.*

Variation de mon poids :...*Kg.*

Nulles   *Très fortes*

| 0 | 1 | 2 | 3 | 4 | 5 | 6 | 7 | 8 | 9 | 10 |

Evaluation de mes douleurs de ce jour dues à ma gastrite

Date du jour : ....

❧ ❧ ❧

❧ Mon petit-déjeuner ❧

....

....

❧ Mon déjeuner ❧

....

....

....

....

❧ Mon goûter ❧

....

....

❧ Mon dîner ❧

....

....

....

....

Mes observations :...
....
....
....
....
....
....
....

Question(s) à soumettre à mon/ma diététicien/ne

1..
2..
3..

Mon poids de ce jour :..*Kg.*

Variation de mon poids :..*Kg.*

Nulles   *Très fortes*

0 1 2 3 4 5 6 7 8 9 10

Evaluation de mes douleurs de ce jour dues à ma gastrite

Date du jour :

❦

❧ Mon petit-déjeuner ☙

....
....

❧ Mon déjeuner ☙

....
....
....
....

❧ Mon goûter ☙

....
....

❧ Mon dîner ☙

....
....
....
....

Mes observations : ....
....
....
....
....
....
....
....
....

Question(s) à soumettre à mon/ma diététicien/ne

1 ....
2 ....
3 ....

Mon poids de ce jour : .... *Kg.*

Variation de mon poids : .... *Kg.*

Nulles										Très fortes
0	1	2	3	4	5	6	7	8	9	10

Evaluation de mes douleurs de ce jour dues à ma gastrite

Date du jour : ....

❧❧❧❧❧❧

❧ Mon petit-déjeuner ❧

....
....

❧ Mon déjeuner ❧

....
....
....
....

❧ Mon goûter ❧

....
....

❧ Mon dîner ❧

....
....
....
....

Mes observations :..
....
....
....
....
....
....
....
....
....

Question(s) à soumettre à mon/ma diététicien/ne

1..
2..
3..

Mon poids de ce jour :..*Kg.*

Variation de mon poids :..*Kg.*

Nulles   Très fortes

| 0 | 1 | 2 | 3 | 4 | 5 | 6 | 7 | 8 | 9 | 10 |

Evaluation de mes douleurs de ce jour dues à ma gastrite

Date du jour :

❧ **Mon petit-déjeuner** ☙

❧ **Mon déjeuner** ☙

❧ **Mon goûter** ☙

❧ **Mon dîner** ☙

Mes observations : ....
....
....
....
....
....
....
....
....

Question(s) à soumettre à mon/ma diététicien/ne

1 ....
2 ....
3 ....

Mon poids de ce jour : .... *Kg.*

Variation de mon poids : .... *Kg.*

Nulles   *Très fortes*

| 0 | 1 | 2 | 3 | 4 | 5 | 6 | 7 | 8 | 9 | 10 |

Evaluation de mes douleurs de ce jour dues à ma gastrite

Date du jour :

....

✦❦❦❦❦✦

❧ Mon petit-déjeuner ☙

....

....

❧ Mon déjeuner ☙

....

....

....

....

❧ Mon goûter ☙

....

....

❧ Mon dîner ☙

....

....

....

....

Mes observations :...
....
....
....
....
....
....
....
....

Question(s) à soumettre à mon/ma diététicien/ne

1..
2..
3..

Mon poids de ce jour :..*Kg.*

Variation de mon poids :......................................*Kg.*

❦

Nulles   Très fortes

0 1 2 3 4 5 6 7 8 9 10 ➤

Evaluation de mes douleurs de ce jour dues à ma gastrite

Date du jour : ....

❧ Mon petit-déjeuner ☙

....

....

❧ Mon déjeuner ☙

....

....

....

....

❧ Mon goûter ☙

....

....

❧ Mon dîner ☙

....

....

....

....

Mes observations :...
....
....
....
....
....
....
....
....

Question(s) à soumettre à mon/ma diététicien/ne

1...
2...
3...

Mon poids de ce jour :...*Kg.*

Variation de mon poids :...*Kg.*

Nulles   Très fortes

| 0 | 1 | 2 | 3 | 4 | 5 | 6 | 7 | 8 | 9 | 10 |

Evaluation de mes douleurs de ce jour dues à ma gastrite

Date du jour :

Mon petit-déjeuner

....

....

Mon déjeuner

....

....

....

....

Mon goûter

....

....

Mon dîner

....

....

....

....

Mes observations :...
....
....
....
....
....
....
....
....

Question(s) à soumettre à mon/ma diététicien/ne

1...
2...
3...

Mon poids de ce jour :...*Kg.*

Variation de mon poids :..*Kg.*

Nulles   Très fortes

| 0 1 2 3 4 5 6 7 8 9 10 |

Evaluation de mes douleurs de ce jour dues à ma gastrite

Date du jour :

❧ Mon petit-déjeuner ☙

❧ Mon déjeuner ☙

❧ Mon goûter ☙

❧ Mon dîner ☙

Mes observations :...
....
....
....
....
....
....
....
....

Question(s) à soumettre à mon/ma diététicien/ne

1...
2...
3...

Mon poids de ce jour :...*Kg.*

Variation de mon poids :..*Kg.*

Nulles   *Très fortes*

| 0 | 1 | 2 | 3 | 4 | 5 | 6 | 7 | 8 | 9 | 10 |

Evaluation de mes douleurs de ce jour dues à ma gastrite

Date du jour : ....

❧❧❧❧❧❧

❧ Mon petit-déjeuner ❧

....

....

❧ Mon déjeuner ❧

....

....

....

....

❧ Mon goûter ❧

....

....

❧ Mon dîner ❧

....

....

....

....

Mes observations : ....
....
....
....
....
....
....
....
....
....

Question(s) à soumettre à mon/ma diététicien/ne

1 ....
2 ....
3 ....

Mon poids de ce jour : ....*Kg.*

Variation de mon poids : ....*Kg.*

Nulles   *Très fortes*

| 0 | 1 | 2 | 3 | 4 | 5 | 6 | 7 | 8 | 9 | 10 |

Evaluation de mes douleurs de ce jour dues à ma gastrite

Date du jour :..

❧ ❧ ❧

❧ Mon petit-déjeuner ❧

....

....

❧ Mon déjeuner ❧

....

....

....

....

❧ Mon goûter ❧

....

....

❧ Mon dîner ❧

....

....

....

....

Mes observations :...
....
....
....
....
....
....
....
....

Question(s) à soumettre à mon/ma diététicien/ne

1...
2...
3...

Mon poids de ce jour :...*Kg.*

Variation de mon poids :..*Kg.*

Nulles   Très fortes

0 1 2 3 4 5 6 7 8 9 10

Evaluation de mes douleurs de ce jour dues à ma gastrite

Date du jour :

<hr/>

❧ Mon petit-déjeuner ☙

<hr/>
<hr/>

❧ Mon déjeuner ☙

<hr/>
<hr/>
<hr/>
<hr/>

❧ Mon goûter ☙

<hr/>
<hr/>

❧ Mon dîner ☙

<hr/>
<hr/>
<hr/>
<hr/>

Mes observations :..
....
....
....
....
....
....
....
....
....

Question(s) à soumettre à mon/ma diététicien/ne

1...
2...
3...

Mon poids de ce jour :...*Kg.*

Variation de mon poids :..*Kg.*

Nulles   Très fortes

0   1   2   3   4   5   6   7   8   9   10

Evaluation de mes douleurs de ce jour dues à ma gastrite

Date du jour :

❧ **Mon petit-déjeuner** ❧

....

....

❧ **Mon déjeuner** ❧

....

....

....

....

❧ **Mon goûter** ❧

....

....

❧ **Mon dîner** ❧

....

....

....

....

Mes observations :..
....
....
....
....
....
....
....
....

Question(s) à soumettre à mon/ma diététicien/ne

1...
2...
3...

Mon poids de ce jour :.. *Kg.*

Variation de mon poids :...................................... *Kg.*

Nulles										Très fortes
0	1	2	3	4	5	6	7	8	9	10

Evaluation de mes douleurs de ce jour dues à ma gastrite

Date du jour :

_____

❧ *Mon petit-déjeuner* ☙

....

....

❧ *Mon déjeuner* ☙

....

....

....

....

❧ *Mon goûter* ☙

....

....

❧ *Mon dîner* ☙

....

....

....

....

Mes observations :..

....

....

....

....

....

....

....

....

Question(s) à soumettre à mon/ma diététicien/ne

1...

2...

3...

Mon poids de ce jour :...*Kg.*

Variation de mon poids :...*Kg.*

Nulles   *Très fortes*

| 0 | 1 | 2 | 3 | 4 | 5 | 6 | 7 | 8 | 9 | 10 |

Evaluation de mes douleurs de ce jour dues à ma gastrite

Date du jour :..

❧❦❧

෨ Mon petit-déjeuner ෬

....
....

෨ Mon déjeuner ෬

....
....
....
....

෨ Mon goûter ෬

....
....

෨ Mon dîner ෬

....
....
....
....

Mes observations :..
....
....
....
....
....
....
....
....

Question(s) à soumettre à mon/ma diététicien/ne

1..
2..
3..

Mon poids de ce jour :...*Kg.*

Variation de mon poids :...*Kg.*

Nulles   Très fortes

| 0 | 1 | 2 | 3 | 4 | 5 | 6 | 7 | 8 | 9 | 10 |

Evaluation de mes douleurs de ce jour dues à ma gastrite

Date du jour :

Mon petit-déjeuner

....
....

Mon déjeuner

....
....
....
....

Mon goûter

....
....

Mon dîner

....
....
....
....

Mes observations :...
....
....
....
....
....
....
....
....
....

Question(s) à soumettre à mon/ma diététicien/ne

1...
2...
3...

Mon poids de ce jour :...*Kg.*

Variation de mon poids :...*Kg.*

Nulles   *Très fortes*

| 0 | 1 | 2 | 3 | 4 | 5 | 6 | 7 | 8 | 9 | 10 |

Evaluation de mes douleurs de ce jour dues à ma gastrite

Date du jour : ....

❧❧❧❧❧❧

❧ Mon petit-déjeuner ❧

....

....

❧ Mon déjeuner ❧

....

....

....

....

❧ Mon goûter ❧

....

....

❧ Mon dîner ❧

....

....

....

....

Mes observations :..
....
....
....
....
....
....
....
....

Question(s) à soumettre à mon/ma diététicien/ne

1...

2...

3...

Mon poids de ce jour :...*Kg.*

Variation de mon poids :...*Kg.*

Nulles   *Très fortes*

| 0 | 1 | 2 | 3 | 4 | 5 | 6 | 7 | 8 | 9 | 10 |

Evaluation de mes douleurs de ce jour dues à ma gastrite

Date du jour :

··· ··· ··· ··· ··· ··· ··· ··· ··· ··· ··· ··· ··· ··· ···

ᔕ *Mon petit-déjeuner* ᔐ

··

··

ᔕ *Mon déjeuner* ᔐ

··

··

··

··

ᔕ *Mon goûter* ᔐ

··

··

ᔕ *Mon dîner* ᔐ

··

··

··

··

Mes observations : ....
....
....
....
....
....
....
....
....
....

Question(s) à soumettre à mon/ma diététicien/ne

1 ....

2 ....

3 ....

Mon poids de ce jour : ....*Kg.*

Variation de mon poids : ....*Kg.*

Nulles   *Très fortes*

0 1 2 3 4 5 6 7 8 9 10

Evaluation de mes douleurs de ce jour dues à ma gastrite

Date du jour : ....

✤ ✤ ✤

❀ Mon petit-déjeuner ❀

....

....

❀ Mon déjeuner ❀

....

....

....

....

❀ Mon goûter ❀

....

....

❀ Mon dîner ❀

....

....

....

....

Mes observations :..
....
....
....
....
....
....
....
....
....

Question(s) à soumettre à mon/ma diététicien/ne

1...

2...

3...

Mon poids de ce jour :...*Kg.*

Variation de mon poids :..*Kg.*

Nulles   Très fortes

0   1   2   3   4   5   6   7   8   9   10

Evaluation de mes douleurs de ce jour dues à ma gastrite

Date du jour : ....

❦❧

ଏ Mon petit-déjeuner ଓ

....

....

ଏ Mon déjeuner ଓ

....

....

....

ଏ Mon goûter ଓ

....

....

ଏ Mon dîner ଓ

....

....

....

....

Mes observations :..
....
....
....
....
....
....
....
....

Question(s) à soumettre à mon/ma diététicien/ne

1..
2..
3..

Mon poids de ce jour :.......................................*Kg.*

Variation de mon poids :....................................*Kg.*

Nulles   *Très fortes*

| 0 | 1 | 2 | 3 | 4 | 5 | 6 | 7 | 8 | 9 | 10 |

Evaluation de mes douleurs de ce jour dues à ma gastrite

Date du jour :

❧

❧ Mon petit-déjeuner ☙

....

....

❧ Mon déjeuner ☙

....

....

....

....

❧ Mon goûter ☙

....

....

❧ Mon dîner ☙

....

....

....

....

Mes observations :..
....
....
....
....
....
....
....
....
....

Question(s) à soumettre à mon/ma diététicien/ne

1...
2...
3...

Mon poids de ce jour :...*Kg.*

Variation de mon poids :..*Kg.*

Nulles   Très fortes

0 1 2 3 4 5 6 7 8 9 10

Evaluation de mes douleurs de ce jour dues à ma gastrite

Date du jour :

❦

∞ Mon petit-déjeuner ∞

....

....

∞ Mon déjeuner ∞

....

....

....

....

∞ Mon goûter ∞

....

....

∞ Mon dîner ∞

....

....

....

....

Mes observations :...

....

....

....

....

....

....

....

....

Question(s) à soumettre à mon/ma diététicien/ne

1...

2...

3...

Mon poids de ce jour :...*Kg.*

Variation de mon poids :...*Kg.*

Nulles   *Très fortes*

| 0 | 1 | 2 | 3 | 4 | 5 | 6 | 7 | 8 | 9 | 10 |

Evaluation de mes douleurs de ce jour dues à ma gastrite

Date du jour :

❧ Mon petit-déjeuner ☙

....
....

❧ Mon déjeuner ☙

....
....
....
....

❧ Mon goûter ☙

....
....

❧ Mon dîner ☙

....
....
....
....

Mes observations :...
....
....
....
....
....
....
....
....

Question(s) à soumettre à mon/ma diététicien/ne

1...
2...
3...

Mon poids de ce jour :...*Kg.*

Variation de mon poids :...*Kg.*

Nulles   Très fortes

| 0 | 1 | 2 | 3 | 4 | 5 | 6 | 7 | 8 | 9 | 10 |

Evaluation de mes douleurs de ce jour dues à ma gastrite

Date du jour : ....

❧ ❦ ❧ ❦ ❧ ❦

❧ Mon petit-déjeuner ❧

....

....

❧ Mon déjeuner ❧

....

....

....

....

❧ Mon goûter ❧

....

....

❧ Mon dîner ❧

....

....

....

....

Mes observations :..
....
....
....
....
....
....
....
....
....

Question(s) à soumettre à mon/ma diététicien/ne

1..
2..
3..

Mon poids de ce jour :...*Kg.*

Variation de mon poids :.......................................*Kg.*

Nulles   Très fortes

| 0 | 1 | 2 | 3 | 4 | 5 | 6 | 7 | 8 | 9 | 10 |

Evaluation de mes douleurs de ce jour dues à ma gastrite

Date du jour : ....

❧ ❦ ❧ ❦ ❧ ❦ ❧

❧ Mon petit-déjeuner ❧

....

....

❧ Mon déjeuner ❧

....

....

....

....

❧ Mon goûter ❧

....

....

❧ Mon dîner ❧

....

....

....

....

Mes observations :..

....

....

....

....

....

....

....

....

Question(s) à soumettre à mon/ma diététicien/ne

1...

2...

3...

Mon poids de ce jour :..*Kg.*

Variation de mon poids :...............................*Kg.*

Nulles									Très fortes	
0	1	2	3	4	5	6	7	8	9	10

Evaluation de mes douleurs de ce jour dues à ma gastrite

Date du jour : ....

~~~

❧ Mon petit-déjeuner ☙

....
....

❧ Mon déjeuner ☙

....
....
....
....

❧ Mon goûter ☙

....
....

❧ Mon dîner ☙

....
....
....
....

Mes observations :..

....

....

....

....

....

....

....

....

Question(s) à soumettre à mon/ma diététicien/ne

1...

2...

3...

Mon poids de ce jour :.. *Kg.*

Variation de mon poids :... *Kg.*

Nulles									Très fortes
0	1	2	3	4	5	6	7	8	9	10

Evaluation de mes douleurs de ce jour dues à ma gastrite

Date du jour : ....

⟡⟡⟡⟡⟡⟡⟡⟡

❧ Mon petit-déjeuner ☙

....
....

❧ Mon déjeuner ☙

....
....
....
....

❧ Mon goûter ☙

....
....

❧ Mon dîner ☙

....
....
....
....

Mes observations :...
....
....
....
....
....
....
....
....

Question(s) à soumettre à mon/ma diététicien/ne

1...
2...
3...

Mon poids de ce jour :...*Kg.*

Variation de mon poids :..*Kg.*

Nulles   Très fortes

0 1 2 3 4 5 6 7 8 9 10

Evaluation de mes douleurs de ce jour dues à ma gastrite

Date du jour :

❧

❧ Mon petit-déjeuner ☙

....
....

❧ Mon déjeuner ☙

....
....
....
....

❧ Mon goûter ☙

....
....

❧ Mon dîner ☙

....
....
....
....

Mes observations :...
....
....
....
....
....
....
....
....

Question(s) à soumettre à mon/ma diététicien/ne

1...
2...
3...

Mon poids de ce jour :..*Kg.*

Variation de mon poids :...*Kg.*

Nulles   *Très fortes*

| 0 | 1 | 2 | 3 | 4 | 5 | 6 | 7 | 8 | 9 | 10 |

Evaluation de mes douleurs de ce jour dues à ma gastrite

Date du jour :

Mon petit-déjeuner

....
....

Mon déjeuner

....
....
....
....

Mon goûter

....
....

Mon dîner

....
....
....
....

Mes observations : ....
....
....
....
....
....
....
....
....

Question(s) à soumettre à mon/ma diététicien/ne

1 ....
2 ....
3 ....

Mon poids de ce jour : .... *Kg.*

Variation de mon poids : .... *Kg.*

Nulles   Très fortes

0   1   2   3   4   5   6   7   8   9   10

Evaluation de mes douleurs de ce jour dues à ma gastrite

Date du jour :

❧ Mon petit-déjeuner ☙

....

....

❧ Mon déjeuner ☙

....

....

....

....

❧ Mon goûter ☙

....

....

❧ Mon dîner ☙

....

....

....

....

Mes observations :...
....
....
....
....
....
....
....
....

Question(s) à soumettre à mon/ma diététicien/ne

1...
2...
3...

Mon poids de ce jour :...*Kg.*

Variation de mon poids :..*Kg.*

❧❧❧❧❧❧

Nulles   Très fortes

0 1 2 3 4 5 6 7 8 9 10

Evaluation de mes douleurs de ce jour dues à ma gastrite

Date du jour : ....

✯ ✯ ✯

❢ Mon petit-déjeuner ❣

....

....

❢ Mon déjeuner ❣

....

....

....

....

❢ Mon goûter ❣

....

....

❢ Mon dîner ❣

....

....

....

....

Mes observations :...
....
....
....
....
....
....
....
....

Question(s) à soumettre à mon/ma diététicien/ne

1...
2...
3...

Mon poids de ce jour :..*Kg.*

Variation de mon poids :..*Kg.*

Nulles   Très fortes

| 0 | 1 | 2 | 3 | 4 | 5 | 6 | 7 | 8 | 9 | 10 |

Evaluation de mes douleurs de ce jour dues à ma gastrite

Date du jour :

❧

❧ Mon petit-déjeuner ❧

....

....

❧ Mon déjeuner ❧

....

....

....

....

❧ Mon goûter ❧

....

....

❧ Mon dîner ❧

....

....

....

....

Mes observations :..

....

....

....

....

....

....

....

....

Question(s) à soumettre à mon/ma diététicien/ne

1..

2..

3..

Mon poids de ce jour :...*Kg.*

Variation de mon poids :..*Kg.*

Nulles									Très fortes
0	1	2	3	4	5	6	7	8	9 10

Evaluation de mes douleurs de ce jour dues à ma gastrite

Date du jour :

❧ *Mon petit-déjeuner* ☙

....
....

❧ *Mon déjeuner* ☙

....
....
....
....

❧ *Mon goûter* ☙

....
....

❧ *Mon dîner* ☙

....
....
....
....

Mes observations :...

....

....

....

....

....

....

....

....

Question(s) à soumettre à mon/ma diététicien/ne

1...

2...

3...

Mon poids de ce jour :..*Kg.*

Variation de mon poids :...*Kg.*

Nulles   Très fortes

| 0 | 1 | 2 | 3 | 4 | 5 | 6 | 7 | 8 | 9 | 10 |

Evaluation de mes douleurs de ce jour dues à ma gastrite

Date du jour : ....

❧ ❦ ❧

❧ Mon petit-déjeuner ❧

....
....

❧ Mon déjeuner ❧

....
....
....
....

❧ Mon goûter ❧

....
....

❧ Mon dîner ❧

....
....
....
....

Mes observations :..

....

....

....

....

....

....

....

....

Question(s) à soumettre à mon/ma diététicien/ne

1..

2..

3..

Mon poids de ce jour :..*Kg.*

Variation de mon poids :..*Kg.*

Nulles   *Très fortes*

0 1 2 3 4 5 6 7 8 9 10

Evaluation de mes douleurs de ce jour dues à ma gastrite

Date du jour : ....

❧ ❧ ❧

❧ Mon petit-déjeuner ❧

....

....

❧ Mon déjeuner ❧

....

....

....

....

❧ Mon goûter ❧

....

....

❧ Mon dîner ❧

....

....

....

....

Mes observations :...
....
....
....
....
....
....
....
....

Question(s) à soumettre à mon/ma diététicien/ne

1..
2..
3..

Mon poids de ce jour :..*Kg.*

Variation de mon poids :...*Kg.*

Nulles   Très fortes

0   1   2   3   4   5   6   7   8   9   10

Evaluation de mes douleurs de ce jour dues à ma gastrite

Date du jour :

❧ Mon petit-déjeuner ☙

....
....

❧ Mon déjeuner ☙

....
....
....
....

❧ Mon goûter ☙

....
....

❧ Mon dîner ☙

....
....
....
....

Mes observations :...
....
....
....
....
....
....
....
....

Question(s) à soumettre à mon/ma diététicien/ne

1...
2...
3...

Mon poids de ce jour :...*Kg.*

Variation de mon poids :......................................*Kg.*

Nulles   *Très fortes*

0 1 2 3 4 5 6 7 8 9 10

Evaluation de mes douleurs de ce jour dues à ma gastrite

Date du jour :

ↁↁↁↁↁↁↁↁↁↁ

ဆ Mon petit-déjeuner ☽

....

....

ဆ Mon déjeuner ☽

....

....

....

....

ဆ Mon goûter ☽

....

....

ဆ Mon dîner ☽

....

....

....

....

Mes observations :..
....
....
....
....
....
....
....
....
....

Question(s) à soumettre à mon/ma diététicien/ne

1..
2..
3..

Mon poids de ce jour :...*Kg.*

Variation de mon poids :..*Kg.*

Nulles   *Très fortes*

| 0 | 1 | 2 | 3 | 4 | 5 | 6 | 7 | 8 | 9 | 10 |

Evaluation de mes douleurs de ce jour dues à ma gastrite

Date du jour :

❧ **Mon petit-déjeuner** ☙

....

....

❧ **Mon déjeuner** ☙

....

....

....

....

❧ **Mon goûter** ☙

....

....

❧ **Mon dîner** ☙

....

....

....

....

Mes observations :...
....
....
....
....
....
....
....
....

Question(s) à soumettre à mon/ma diététicien/ne

1...
2...
3...

Mon poids de ce jour :...*Kg.*

Variation de mon poids :...*Kg.*

Nulles   Très fortes

0 1 2 3 4 5 6 7 8 9 10

Evaluation de mes douleurs de ce jour dues à ma gastrite

Date du jour : ....

⌘⌘⌘⌘⌘⌘⌘⌘

࿇ Mon petit-déjeuner ࿇

....
....

࿇ Mon déjeuner ࿇

....
....
....
....

࿇ Mon goûter ࿇

....
....

࿇ Mon dîner ࿇

....
....
....
....

Mes observations :...
....
....
....
....
....
....
....
....

Question(s) à soumettre à mon/ma diététicien/ne

1..
2..
3..

Mon poids de ce jour :...*Kg.*

Variation de mon poids :...*Kg.*

| 0 | 1 | 2 | 3 | 4 | 5 | 6 | 7 | 8 | 9 | 10 |

Nulles — *Très fortes*

Evaluation de mes douleurs de ce jour dues à ma gastrite

Date du jour : ....

❧ ❧ ❧

℘ Mon petit-déjeuner ℭ

....
....

℘ Mon déjeuner ℭ

....
....
....
....

℘ Mon goûter ℭ

....
....

℘ Mon dîner ℭ

....
....
....
....

Mes observations :..
....
....
....
....
....
....
....
....

Question(s) à soumettre à mon/ma diététicien/ne

1..
2..
3..

Mon poids de ce jour :...*Kg.*

Variation de mon poids :..*Kg.*

Nulles   *Très fortes*

0   1   2   3   4   5   6   7   8   9   10

Evaluation de mes douleurs de ce jour dues à ma gastrite

Date du jour : ....

❧❦❧❦❧❦

❧ Mon petit-déjeuner ☙

....
....

❧ Mon déjeuner ☙

....
....
....
....

❧ Mon goûter ☙

....
....

❧ Mon dîner ☙

....
....
....
....

Mes observations :..
....
....
....
....
....
....
....
....

Question(s) à soumettre à mon/ma diététicien/ne

1..
2..
3..

Mon poids de ce jour :..*Kg.*

Variation de mon poids :..*Kg.*

Nulles   Très fortes

0 1 2 3 4 5 6 7 8 9 10

Evaluation de mes douleurs de ce jour dues à ma gastrite

Date du jour :

❦❧

෴ Mon petit-déjeuner ෴

....
....

෴ Mon déjeuner ෴

....
....
....
....

෴ Mon goûter ෴

....
....

෴ Mon dîner ෴

....
....
....
....

Mes observations :...
....
....
....
....
....
....
....
....

Question(s) à soumettre à mon/ma diététicien/ne

1...
2...
3...

Mon poids de ce jour :..*Kg.*

Variation de mon poids :..*Kg.*

Nulles   Très fortes

| 0 | 1 | 2 | 3 | 4 | 5 | 6 | 7 | 8 | 9 | 10 |

Evaluation de mes douleurs de ce jour dues à ma gastrite

Date du jour : ....

❦

☙ Mon petit-déjeuner ❧

....

....

☙ Mon déjeuner ❧

....

....

....

....

☙ Mon goûter ❧

....

....

☙ Mon dîner ❧

....

....

....

....

Mes observations :..

....

....

....

....

....

....

....

....

....

Question(s) à soumettre à mon/ma diététicien/ne

1..

2..

3..

Mon poids de ce jour :.. *Kg.*

Variation de mon poids :... *Kg.*

Nulles   *Très fortes*

| 0 | 1 | 2 | 3 | 4 | 5 | 6 | 7 | 8 | 9 | 10 |

Evaluation de mes douleurs de ce jour dues à ma gastrite

Date du jour :

❦ ❧

❧ Mon petit-déjeuner ☙

....
....

❧ Mon déjeuner ☙

....
....
....
....

❧ Mon goûter ☙

....
....

❧ Mon dîner ☙

....
....
....
....

Mes observations :..

....

....

....

....

....

....

....

Question(s) à soumettre à mon/ma diététicien/ne

1..

2..

3..

Mon poids de ce jour :.. *Kg.*

Variation de mon poids :....................................... *Kg.*

Nulles   Très fortes

| 0 | 1 | 2 | 3 | 4 | 5 | 6 | 7 | 8 | 9 | 10 |

Evaluation de mes douleurs de ce jour dues à ma gastrite

Date du jour :

❧ Mon petit-déjeuner ☙

❧ Mon déjeuner ☙

❧ Mon goûter ☙

❧ Mon dîner ☙

Mes observations :...

....

....

....

....

....

....

....

....

Question(s) à soumettre à mon/ma diététicien/ne

1..

2..

3..

Mon poids de ce jour :...*Kg.*

Variation de mon poids :...*Kg.*

Nulles   Très fortes

0   1   2   3   4   5   6   7   8   9   10

Evaluation de mes douleurs de ce jour dues à ma gastrite

Date du jour : ....

❧ ❦ ❧ ❦ ❧

❧ Mon petit-déjeuner ❧

....
....

❧ Mon déjeuner ❧

....
....
....
....

❧ Mon goûter ❧

....
....

❧ Mon dîner ❧

....
....
....
....

Mes observations :...

....

....

....

....

....

....

....

....

Question(s) à soumettre à mon/ma diététicien/ne

1..

2..

3..

Mon poids de ce jour :...*Kg.*

Variation de mon poids :......................................*Kg.*

Nulles   Très fortes

0 1 2 3 4 5 6 7 8 9 10

Evaluation de mes douleurs de ce jour dues à ma gastrite

Date du jour :

❧

❧ Mon petit-déjeuner ☙

....

....

❧ Mon déjeuner ☙

....

....

....

....

❧ Mon goûter ☙

....

....

❧ Mon dîner ☙

....

....

....

....

Mes observations :...
....
....
....
....
....
....
....
....

Question(s) à soumettre à mon/ma diététicien/ne

1...
2...
3...

Mon poids de ce jour :...*Kg.*

Variation de mon poids :...*Kg.*

Nulles   Très fortes

| 0 | 1 | 2 | 3 | 4 | 5 | 6 | 7 | 8 | 9 | 10 |

Evaluation de mes douleurs de ce jour dues à ma gastrite

Date du jour :

⊱⊰

ℰ Mon petit-déjeuner ℬ

ℰ Mon déjeuner ℬ

ℰ Mon goûter ℬ

ℰ Mon dîner ℬ

Mes observations :...

....

....

....

....

....

....

....

....

Question(s) à soumettre à mon/ma diététicien/ne

1...

2...

3...

Mon poids de ce jour :..*Kg.*

Variation de mon poids :...*Kg.*

Nulles   *Très fortes*

0   1   2   3   4   5   6   7   8   9   10

Evaluation de mes douleurs de ce jour dues à ma gastrite

Date du jour :

❧

❧ Mon petit-déjeuner ☙

....

....

❧ Mon déjeuner ☙

....

....

....

....

❧ Mon goûter ☙

....

....

❧ Mon dîner ☙

....

....

....

....

Mes observations :..
....
....
....
....
....
....
....
....

Question(s) à soumettre à mon/ma diététicien/ne

1...
2...
3...

Mon poids de ce jour :...*Kg.*

Variation de mon poids :..*Kg.*

❦❦❦

Nulles   Très fortes

| 0 | 1 | 2 | 3 | 4 | 5 | 6 | 7 | 8 | 9 | 10 |

Evaluation de mes douleurs de ce jour dues à ma gastrite

Date du jour :

⚜️🌿⚜️

❧ Mon petit-déjeuner ☙

....
....

❧ Mon déjeuner ☙

....
....
....
....

❧ Mon goûter ☙

....
....

❧ Mon dîner ☙

....
....
....
....

Mes observations : ....
....
....
....
....
....
....
....
....

Question(s) à soumettre à mon/ma diététicien/ne

1 ....
2 ....
3 ....

Mon poids de ce jour : ....*Kg.*

Variation de mon poids : ....*Kg.*

| 0 | 1 | 2 | 3 | 4 | 5 | 6 | 7 | 8 | 9 | 10 |

Nulles — Très fortes

Evaluation de mes douleurs de ce jour dues à ma gastrite

Date du jour :

❧❦❧

✇ Mon petit-déjeuner ✇

....
....

✇ Mon déjeuner ✇

....
....
....
....

✇ Mon goûter ✇

....
....

✇ Mon dîner ✇

....
....
....
....

Mes observations :...

....

....

....

....

....

....

....

....

Question(s) à soumettre à mon/ma diététicien/ne

1...

2...

3...

Mon poids de ce jour :...*Kg.*

Variation de mon poids :...*Kg.*

Nulles   *Très fortes*

0 1 2 3 4 5 6 7 8 9 10

Evaluation de mes douleurs de ce jour dues à ma gastrite

Date du jour :

❧ ❧ ❧

❧ Mon petit-déjeuner ❧

....

....

❧ Mon déjeuner ❧

....

....

....

....

❧ Mon goûter ❧

....

....

❧ Mon dîner ❧

....

....

....

....

Mes observations : ....
....
....
....
....
....
....
....
....

Question(s) à soumettre à mon/ma diététicien/ne

1 ....
2 ....
3 ....

Mon poids de ce jour : .... *Kg.*

Variation de mon poids : .... *Kg.*

Nulles   *Très fortes*

0 1 2 3 4 5 6 7 8 9 10

Evaluation de mes douleurs de ce jour dues à ma gastrite

Date du jour :

❧ Mon petit-déjeuner ☙

❧ Mon déjeuner ☙

❧ Mon goûter ☙

❧ Mon dîner ☙

Mes observations :...

....

....

....

....

....

....

....

....

Question(s) à soumettre à mon/ma diététicien/ne

1...

2...

3...

Mon poids de ce jour :...*Kg.*

Variation de mon poids :.......................................*Kg.*

Nulles   *Très fortes*

0 1 2 3 4 5 6 7 8 9 10

Evaluation de mes douleurs de ce jour dues à ma gastrite

Date du jour :

⁂

❧ Mon petit-déjeuner ☙

....

....

❧ Mon déjeuner ☙

....

....

....

....

❧ Mon goûter ☙

....

....

❧ Mon dîner ☙

....

....

....

Mes observations :..
....
....
....
....
....
....
....
....

Question(s) à soumettre à mon/ma diététicien/ne

1..
2..
3..

Mon poids de ce jour :.. *Kg.*

Variation de mon poids :.. *Kg.*

Nulles   Très fortes

| 0 | 1 | 2 | 3 | 4 | 5 | 6 | 7 | 8 | 9 | 10 |

Evaluation de mes douleurs de ce jour dues à ma gastrite

Date du jour :

❧ Mon petit-déjeuner ☙

....
....

❧ Mon déjeuner ☙

....
....
....
....

❧ Mon goûter ☙

....
....

❧ Mon dîner ☙

....
....
....
....

Mes observations :..

....

....

....

....

....

....

....

....

Question(s) à soumettre à mon/ma diététicien/ne

1...

2...

3...

Mon poids de ce jour :...*Kg.*

Variation de mon poids :..*Kg.*

Nulles   *Très fortes*

| 0 | 1 | 2 | 3 | 4 | 5 | 6 | 7 | 8 | 9 | 10 |

Evaluation de mes douleurs de ce jour dues à ma gastrite

Date du jour :

⤷ **Mon petit-déjeuner** ⤶

....

....

⤷ **Mon déjeuner** ⤶

....

....

....

....

⤷ **Mon goûter** ⤶

....

....

⤷ **Mon dîner** ⤶

....

....

....

....

Mes observations :..

....

....

....

....

....

....

....

....

Question(s) à soumettre à mon/ma diététicien/ne

1..

2..

3..

Mon poids de ce jour :...*Kg.*

Variation de mon poids :...*Kg.*

Nulles   *Très fortes*

| 0 | 1 | 2 | 3 | 4 | 5 | 6 | 7 | 8 | 9 | 10 |

Evaluation de mes douleurs de ce jour dues à ma gastrite

Date du jour : ....

❧ Mon petit-déjeuner ❧

....
....

❧ Mon déjeuner ❧

....
....
....
....

❧ Mon goûter ❧

....
....

❧ Mon dîner ❧

....
....
....
....

Mes observations :..

....

....

....

....

....

....

....

....

Question(s) à soumettre à mon/ma diététicien/ne

1...

2...

3...

Mon poids de ce jour :...*Kg.*

Variation de mon poids :...*Kg.*

Nulles   Très fortes

0   1   2   3   4   5   6   7   8   9   10

Evaluation de mes douleurs de ce jour dues à ma gastrite

Date du jour :

❧ *Mon petit-déjeuner* ☙

....
....

❧ *Mon déjeuner* ☙

....
....
....
....

❧ *Mon goûter* ☙

....
....

❧ *Mon dîner* ☙

....
....
....
....

Mes observations :..
....
....
....
....
....
....
....
....

Question(s) à soumettre à mon/ma diététicien/ne

1...
2...
3...

Mon poids de ce jour :..*Kg.*

Variation de mon poids :..*Kg.*

Nulles   *Très fortes*

0   1   2   3   4   5   6   7   8   9   10

Evaluation de mes douleurs de ce jour dues à ma gastrite

Date du jour : ....

❧ *Mon petit-déjeuner* ☙

....

....

❧ *Mon déjeuner* ☙

....

....

....

....

❧ *Mon goûter* ☙

....

....

❧ *Mon dîner* ☙

....

....

....

....

Mes observations :...

....

....

....

....

....

....

....

....

Question(s) à soumettre à mon/ma diététicien/ne

1...

2...

3...

Mon poids de ce jour :...*Kg.*

Variation de mon poids :...*Kg.*

Nulles   Très fortes

0 1 2 3 4 5 6 7 8 9 10 ➡

Evaluation de mes douleurs de ce jour dues à ma gastrite

Date du jour : ....

❧ ⚜ ❧

❧ Mon petit-déjeuner ❧

....
....

❧ Mon déjeuner ❧

....
....
....
....

❧ Mon goûter ❧

....
....

❧ Mon dîner ❧

....
....
....
....

Mes observations :...
....
....
....
....
....
....
....
....

Question(s) à soumettre à mon/ma diététicien/ne

1...
2...
3...

Mon poids de ce jour :...*Kg.*

Variation de mon poids :...*Kg.*

Nulles   Très fortes

| 0 | 1 | 2 | 3 | 4 | 5 | 6 | 7 | 8 | 9 | 10 |

Evaluation de mes douleurs de ce jour dues à ma gastrite

Date du jour : ....

❦

❧ Mon petit-déjeuner ❦

....
....

❧ Mon déjeuner ❦

....
....
....
....

❧ Mon goûter ❦

....
....

❧ Mon dîner ❦

....
....
....
....

Mes observations :..
....
....
....
....
....
....
....
....

Question(s) à soumettre à mon/ma diététicien/ne

1...
2...
3...

Mon poids de ce jour :..*Kg.*

Variation de mon poids :...*Kg.*

Nulles   *Très fortes*

| 0 | 1 | 2 | 3 | 4 | 5 | 6 | 7 | 8 | 9 | 10 |

Evaluation de mes douleurs de ce jour dues à ma gastrite

Date du jour : ....

꧁ ⁂ ꧂

৪০ Mon petit-déjeuner ৪৩

....
....

৪০ Mon déjeuner ৪৩

....
....
....
....

৪০ Mon goûter ৪৩

....
....

৪০ Mon dîner ৪৩

....
....
....
....

Mes observations :...
....
....
....
....
....
....
....
....

Question(s) à soumettre à mon/ma diététicien/ne

1...
2...
3...

Mon poids de ce jour :...*Kg.*

Variation de mon poids :...*Kg.*

Nulles   Très fortes

0   1   2   3   4   5   6   7   8   9   10

Evaluation de mes douleurs de ce jour dues à ma gastrite

Date du jour : ....

Mon petit-déjeuner

....

....

Mon déjeuner

....

....

....

....

Mon goûter

....

....

Mon dîner

....

....

....

....

Mes observations :...
....
....
....
....
....
....
....
....

Question(s) à soumettre à mon/ma diététicien/ne

1...
2...
3...

Mon poids de ce jour :..*Kg.*

Variation de mon poids :..*Kg.*

Nulles   *Très fortes*

0 1 2 3 4 5 6 7 8 9 10

Evaluation de mes douleurs de ce jour dues à ma gastrite

Date du jour :

❧

❧ Mon petit-déjeuner ☙

....
....

❧ Mon déjeuner ☙

....
....
....
....

❧ Mon goûter ☙

....
....

❧ Mon dîner ☙

....
....
....
....

Mes observations :...
....
....
....
....
....
....
....
....
....

Question(s) à soumettre à mon/ma diététicien/ne

1..
2..
3..

Mon poids de ce jour :...*Kg.*

Variation de mon poids :...*Kg.*

❧❧❧❧❧❧

Nulles   Très fortes

| 0 | 1 | 2 | 3 | 4 | 5 | 6 | 7 | 8 | 9 | 10 |

Evaluation de mes douleurs de ce jour dues à ma gastrite

Date du jour :

❧ Mon petit-déjeuner ☙

....

....

❧ Mon déjeuner ☙

....

....

....

....

❧ Mon goûter ☙

....

....

❧ Mon dîner ☙

....

....

....

....

Mes observations : ....

....

....

....

....

....

....

....

....

Question(s) à soumettre à mon/ma diététicien/ne

1..

2..

3..

Mon poids de ce jour : .... *Kg.*

Variation de mon poids : .... *Kg.*

Nulles										Très fortes
0	1	2	3	4	5	6	7	8	9	10

Evaluation de mes douleurs de ce jour dues à ma gastrite

Date du jour :

⤙ ✦ ⤚

❧ Mon petit-déjeuner ☙

....
....

❧ Mon déjeuner ☙

....
....
....
....

❧ Mon goûter ☙

....
....

❧ Mon dîner ☙

....
....
....
....

Mes observations :...

....

....

....

....

....

....

....

....

Question(s) à soumettre à mon/ma diététicien/ne

1...

2...

3...

Mon poids de ce jour :...*Kg.*

Variation de mon poids :...*Kg.*

Nulles　　　　　　　　　　　　　　　　　　*Très fortes*

| 0 | 1 | 2 | 3 | 4 | 5 | 6 | 7 | 8 | 9 | 10 |

Evaluation de mes douleurs de ce jour dues à ma gastrite

Date du jour : ....

❧

❧ Mon petit-déjeuner ❧

....

....

❧ Mon déjeuner ❧

....

....

....

....

❧ Mon goûter ❧

....

....

❧ Mon dîner ❧

....

....

....

....

Mes observations :..

....

....

....

....

....

....

....

....

Question(s) à soumettre à mon/ma diététicien/ne

1...

2...

3...

Mon poids de ce jour :...*Kg.*

Variation de mon poids :..*Kg.*

Nulles   *Très fortes*

0 1 2 3 4 5 6 7 8 9 10

Evaluation de mes douleurs de ce jour dues à ma gastrite

Date du jour : ....

❧ ❧ ❧

❧ Mon petit-déjeuner ❧

....

....

❧ Mon déjeuner ❧

....

....

....

....

❧ Mon goûter ❧

....

....

❧ Mon dîner ❧

....

....

....

....

Mes observations :...
....
....
....
....
....
....
....
....
....

Question(s) à soumettre à mon/ma diététicien/ne

1..
2..
3..

Mon poids de ce jour :...*Kg.*

Variation de mon poids :...*Kg.*

Nulles   Très fortes

| 0 | 1 | 2 | 3 | 4 | 5 | 6 | 7 | 8 | 9 | 10 |

Evaluation de mes douleurs de ce jour dues à ma gastrite

Date du jour :

⋙❧ Mon petit-déjeuner ❧⋘

....

....

⋙❧ Mon déjeuner ❧⋘

....

....

....

....

⋙❧ Mon goûter ❧⋘

....

....

⋙❧ Mon dîner ❧⋘

....

....

....

....

Mes observations :...
....
....
....
....
....
....
....
....

Question(s) à soumettre à mon/ma diététicien/ne

1...
2...
3...

Mon poids de ce jour :..*Kg.*

Variation de mon poids :..*Kg.*

Nulles   Très fortes

| 0 | 1 | 2 | 3 | 4 | 5 | 6 | 7 | 8 | 9 | 10 |

Evaluation de mes douleurs de ce jour dues à ma gastrite

Date du jour :

~~~~~~~~~~~~~~~~~~~~~~~~~~

❧ Mon petit-déjeuner ☙

....

....

❧ Mon déjeuner ☙

....

....

....

....

❧ Mon goûter ☙

....

....

❧ Mon dîner ☙

....

....

....

....

Mes observations :...
....
....
....
....
....
....
....
....

Question(s) à soumettre à mon/ma diététicien/ne

1...
2...
3...

Mon poids de ce jour :...*Kg.*

Variation de mon poids :..*Kg.*

Nulles   *Très fortes*

0 1 2 3 4 5 6 7 8 9 10

Evaluation de mes douleurs de ce jour dues à ma gastrite

Date du jour :

ଽ Mon petit-déjeuner ଜ

ଽ Mon déjeuner ଜ

ଽ Mon goûter ଜ

ଽ Mon dîner ଜ

189

Mes observations :..

....

....

....

....

....

....

....

....

....

Question(s) à soumettre à mon/ma diététicien/ne

1..

2..

3..

Mon poids de ce jour :...*Kg.*

Variation de mon poids :..*Kg.*

Nulles   *Très fortes*

| 0 | 1 | 2 | 3 | 4 | 5 | 6 | 7 | 8 | 9 | 10 |

Evaluation de mes douleurs de ce jour dues à ma gastrite

Date du jour :

❦

❧ Mon petit-déjeuner ☙

....

....

❧ Mon déjeuner ☙

....

....

....

....

❧ Mon goûter ☙

....

....

❧ Mon dîner ☙

....

....

....

....

Mes observations :...
....
....
....
....
....
....
....
....

Question(s) à soumettre à mon/ma diététicien/ne

1...
2...
3...

Mon poids de ce jour :...*Kg.*

Variation de mon poids :...*Kg.*

Nulles   Très fortes

| 0 | 1 | 2 | 3 | 4 | 5 | 6 | 7 | 8 | 9 | 10 |

Evaluation de mes douleurs de ce jour dues à ma gastrite

Date du jour : ....

❧ ❦ ❧

❧ Mon petit-déjeuner ❦

....
....

❧ Mon déjeuner ❦

....
....
....
....

❧ Mon goûter ❦

....
....

❧ Mon dîner ❦

....
....
....
....

Mes observations :..
....
....
....
....
....
....
....
....
....

Question(s) à soumettre à mon/ma diététicien/ne

1..
2..
3..

Mon poids de ce jour :..*Kg.*

Variation de mon poids :..*Kg.*

Nulles   Très fortes

| 0 | 1 | 2 | 3 | 4 | 5 | 6 | 7 | 8 | 9 | 10 |

Evaluation de mes douleurs de ce jour dues à ma gastrite

Date du jour :

❧ Mon petit-déjeuner ☙

❧ Mon déjeuner ☙

❧ Mon goûter ☙

❧ Mon dîner ☙

Mes observations :...
....
....
....
....
....
....
....
....

Question(s) à soumettre à mon/ma diététicien/ne

1...
2...
3...

Mon poids de ce jour :..*Kg.*

Variation de mon poids :..*Kg.*

Nulles   Très fortes

0 1 2 3 4 5 6 7 8 9 10

Evaluation de mes douleurs de ce jour dues à ma gastrite

Date du jour : ....

❧ ✦ ❧

❧ Mon petit-déjeuner ❧

....
....

❧ Mon déjeuner ❧

....
....
....
....

❧ Mon goûter ❧

....
....

❧ Mon dîner ❧

....
....
....
....

Mes observations :..

....

....

....

....

....

....

....

....

Question(s) à soumettre à mon/ma diététicien/ne

1..

2..

3..

Mon poids de ce jour :...*Kg.*

Variation de mon poids :......................................*Kg.*

Nulles   Très fortes

0 1 2 3 4 5 6 7 8 9 10

Evaluation de mes douleurs de ce jour dues à ma gastrite

Date du jour :

❧❦❧

❧ Mon petit-déjeuner ☙

....

....

❧ Mon déjeuner ☙

....

....

....

....

❧ Mon goûter ☙

....

....

❧ Mon dîner ☙

....

....

....

....

Mes observations :...
....
....
....
....
....
....
....
....

Question(s) à soumettre à mon/ma diététicien/ne

1...
2...
3...

Mon poids de ce jour :... *Kg.*

Variation de mon poids :... *Kg.*

Nulles   Très fortes

0   1   2   3   4   5   6   7   8   9   10

Evaluation de mes douleurs de ce jour dues à ma gastrite

Date du jour : ....

❧❧❧

❧ Mon petit-déjeuner ❧

....
....

❧ Mon déjeuner ❧

....
....
....
....

❧ Mon goûter ❧

....
....

❧ Mon dîner ❧

....
....
....
....

Mes observations :...
....
....
....
....
....
....
....
....

Question(s) à soumettre à mon/ma diététicien/ne

1...
2...
3...

Mon poids de ce jour :...*Kg.*

Variation de mon poids :..*Kg.*

Nulles   Très fortes

| 0 | 1 | 2 | 3 | 4 | 5 | 6 | 7 | 8 | 9 | 10 |

Evaluation de mes douleurs de ce jour dues à ma gastrite

Date du jour :

❦

❧ Mon petit-déjeuner ❧

....
....

❧ Mon déjeuner ❧

....
....
....
....

❧ Mon goûter ❧

....
....

❧ Mon dîner ❧

....
....
....
....

Mes observations :...

....

....

....

....

....

....

....

....

....

Question(s) à soumettre à mon/ma diététicien/ne

1..

2..

3..

Mon poids de ce jour :...*Kg.*

Variation de mon poids :...*Kg.*

Nulles   Très fortes

0 1 2 3 4 5 6 7 8 9 10

Evaluation de mes douleurs de ce jour dues à ma gastrite

Date du jour :...

❧

ಶ Mon petit-déjeuner ೞ

....

....

ಶ Mon déjeuner ೞ

....

....

....

....

ಶ Mon goûter ೞ

....

....

ಶ Mon dîner ೞ

....

....

....

....

Mes observations :..
....
....
....
....
....
....
....
....

Question(s) à soumettre à mon/ma diététicien/ne

1...
2...
3...

Mon poids de ce jour :...*Kg.*

Variation de mon poids :..*Kg.*

Nulles   Très fortes

| 0 | 1 | 2 | 3 | 4 | 5 | 6 | 7 | 8 | 9 | 10 |

Evaluation de mes douleurs de ce jour dues à ma gastrite

Date du jour : ....

❧❦❧

❧ Mon petit-déjeuner ☙

....

....

❧ Mon déjeuner ☙

....

....

....

....

❧ Mon goûter ☙

....

....

❧ Mon dîner ☙

....

....

....

....

Mes observations :...
....
....
....
....
....
....
....
....

Question(s) à soumettre à mon/ma diététicien/ne

1...
2...
3...

Mon poids de ce jour :...*Kg.*

Variation de mon poids :.......................................*Kg.*

Nulles   *Très fortes*

0   1   2   3   4   5   6   7   8   9   10

Evaluation de mes douleurs de ce jour dues à ma gastrite

Date du jour :

❧ Mon petit-déjeuner ☙

❧ Mon déjeuner ☙

❧ Mon goûter ☙

❧ Mon dîner ☙

Mes observations :..
....
....
....
....
....
....
....
....
....

Question(s) à soumettre à mon/ma diététicien/ne

1..
2..
3..

Mon poids de ce jour :..*Kg.*

Variation de mon poids :..*Kg.*

❧ ❧ ❧ ❧ ❧ ❧

Nulles   Très fortes

0 1 2 3 4 5 6 7 8 9 10

Evaluation de mes douleurs de ce jour dues à ma gastrite

Date du jour : ....

✿✿✿✿✿✿✿

❧ Mon petit-déjeuner ☙

....
....

❧ Mon déjeuner ☙

....
....
....
....

❧ Mon goûter ☙

....
....

❧ Mon dîner ☙

....
....
....
....

Mes observations :..
....
....
....
....
....
....
....
....

Question(s) à soumettre à mon/ma diététicien/ne

1...
2...
3...

Mon poids de ce jour :...*Kg.*

Variation de mon poids :..*Kg.*

Nulles   *Très fortes*

0   1   2   3   4   5   6   7   8   9   10

Evaluation de mes douleurs de ce jour dues à ma gastrite

Date du jour : ....

❦ ❧

❖ Mon petit-déjeuner ❛

....

....

❖ Mon déjeuner ❛

....

....

....

....

❖ Mon goûter ❛

....

....

❖ Mon dîner ❛

....

....

....

....

Mes observations :...
....
....
....
....
....
....
....
....

Question(s) à soumettre à mon/ma diététicien/ne

1..
2..
3..

Mon poids de ce jour :...*Kg.*

Variation de mon poids :...*Kg.*

Nulles   Très fortes

0 1 2 3 4 5 6 7 8 9 10

Evaluation de mes douleurs de ce jour dues à ma gastrite

Date du jour :

ℰ Mon petit-déjeuner ℭ

ℰ Mon déjeuner ℭ

ℰ Mon goûter ℭ

ℰ Mon dîner ℭ

Mes observations :..
....
....
....
....
....
....
....
....

Question(s) à soumettre à mon/ma diététicien/ne

1..
2..
3..

Mon poids de ce jour :...*Kg.*

Variation de mon poids :..*Kg.*

Nulles   *Très fortes*

0 1 2 3 4 5 6 7 8 9 10

Evaluation de mes douleurs de ce jour dues à ma gastrite

Date du jour :

⁓⁓⁓⁓⁓⁓

ଐ Mon petit-déjeuner ଓ

....
....

ଐ Mon déjeuner ଓ

....
....
....
....

ଐ Mon goûter ଓ

....
....

ଐ Mon dîner ଓ

....
....
....
....

Mes observations :..
....
....
....
....
....
....
....

Question(s) à soumettre à mon/ma diététicien/ne

1...
2...
3...

Mon poids de ce jour :...*Kg.*

Variation de mon poids :...*Kg.*

| 0 | 1 | 2 | 3 | 4 | 5 | 6 | 7 | 8 | 9 | 10 |

Nulles — *Très fortes*

Evaluation de mes douleurs de ce jour dues à ma gastrite

Mes autres ouvrages
traitant de la diététique de la gastrite

Quelle alimentation pour la gastrite ?
Recettes et menus pour la gastrite.
Menus de printemps pour la gastrite.
Menus d'été pour la gastrite.
Menus d'automne pour la gastrite.
Menus d'hiver pour la gastrite.
Dictionnaire alimentaire de la gastrite.
Le B.a.-ba de la diététique pour la gastrite.
Dictionnaire des modes de cuissons et de conservation
des aliments pour la gastrite.
Mon carnet diététique : la gastrite et moi...
Mon livre de recettes pour la gastrite.

Retrouvez dans la collection
« Ma vie par écrit »
Les ouvrages de Nicole BOSSY

Le journal de mes invitations
Le journal de mes souvenirs d'enfance
Le journal de ma thérapie
Le journal de mes voyages
Le journal de mes sorties culturelles
Le journal de mes balades et randonnées
Le journal de mes sorties au restaurant
Le journal de mes musiques préférées
Le journal des phrases et citations que j'aime